Warum der Rücken schmerzt

Jörg Wolf

Warum der Rücken schmerzt

Den Rücken verstehen und Schmerzen lindern

Jörg Wolf

Der Rückenspezi

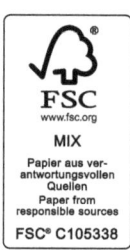

Impressum

Bibliografische Information der Deutschen Nationalbibliothek: Die Deutsche Nationalbibliothek verzeichnet diese Publikation in der Deutschen Nationalbibliografie; detaillierte bibliografische Daten sind im Internet über http://dnb.dnb.de abrufbar.

© 2021 Jörg Wolf

Herstellung und Verlag: BoD – Books on Demand, Norderstedt

ISBN: 9783751979511

Inhaltsverzeichnis

1. Einleitung

Vielleicht darf ich mich Ihnen zunächst kurz vorstellen. Mein Name ist Jörg Wolf und geboren bin ich 1965. Ich absolvierte den Realschulabschluss und begann eine Ausbildung zum Chemielaboranten, die ich 1982 erfolgreich beendete um im Dienste der Bayer AG bis 1993 Rückstandsmethoden für Pflanzenschutzmittel zu entwickeln.

Der Grundstein für mein heutiges Engagement für Rückenpatienten wurde jedoch 1993 gelegt, als ich im Max-Otto Bruker Haus in Lahnstein eine Ausbildung zum GGB Gesundheitsberater absolvierte und einen Vertrieb für vollwertige Lebensmittel aufbaute. Seit dieser Zeit festigte sich der Gedanke, dass sich eine Vielzahl ernährungsbedingter Krankheiten in der nächsten Generation verschlimmern werde. Der Zusammenhang mit chronischen Rückenschmerzen war jedoch zu diesem Zeitpunkt noch nicht erkennbar. Erst als ich im Jahr 2005 eine Ausbildung zum Schlafberater begann und in dieser Funktion bis heute mehr als 1000 Beratungen und zahlreiche Gespräche mit Fachärzten und Spezialisten durchführte, fügten sich langsam die Puzzleteile zusammen.

Warum helfen manche Matratzen dem einen Patienten, einem anderen Patienten wiederum nicht?

Wenn die Theorie mit den Zonen in den Matratzen stimmt, warum gibt es dann nicht wenigstens eine fast perfekte 7 oder 9 Zonenmatratze?

Warum kann man für eine Matratze 1000 Euro und mehr ausgeben, und genauso unzufrieden sein, als wenn man eine Matratze für 100 Euro gekauft hätte?

Diesen und anderen Fragen kann man nicht begegnen indem man in einem Matratzenhandel mit der Faust auf die Matratze drückt, um sie zu bewerten. Auch nicht, indem man sich kurzzeitig darauf legt oder den Werbeversprechen der Hersteller Glauben schenkt.

Hierzu war es notwendig, ein Gerät zu entwickeln, mit dem man mobil an jeder Matratze den Härtegrad der einzelnen Zonen und die Druckpunktelastizität des Systems überprüfen konnte. Erst nach hunderten von Messungen und zahlreichen Gesprächen mit Schaumstoff- und Matratzenherstellern kam Licht ins Dunkel. Es wurde mir klar, dass keine im Handel erhältliche Matratze den orthopädischen Anforderungen entsprechen konnte. Wenn ein Rückenpatient die belastungsverringernden und damit schmerzlindernden Möglichkeiten ausnutzen will, muss das Schlafsystem auf Körpergröße, Gewicht und Körperform individuell einstellbar sein.

Mit diesen Erkenntnissen im Hintergrund, habe ich mit der Entwicklung des ersten Schlafsystems begonnen. Mit diesem Schlafsystem stiegen die Erfolge der anhaltenden Schmerzlinderung bei Rückenpatienten sprunghaft an. Im

Durchschnitt der Jahre 2007 und 2008 waren es mehr als 95 % aller Rückenpatienten, denen ich durch eine orthopädisch richtige Lage zu einer dauerhaften Schmerzlinderung, manchmal sogar zur kompletten Schmerzfreiheit verhelfen konnte.

Seit diesem Zeitpunkt habe ich begonnen das Vertrauen der Ärzte und Therapeuten zu gewinnen, die den Rückenpatienten behandeln. Denn Ihnen wiederum schenkt der Rückenpatient sein Vertrauen.

Da ich die Erfahrung gemacht habe, dass die meisten Ärzte dem Thema Regeneration und Schlaf keine große Bedeutung zumessen, wenn es um die Linderung von Rückenschmerzen geht, habe ich auf den folgenden Seiten die medizinischen und wissenschaftlichen Hintergründe dargestellt, mit denen ich die Erfahrung der dauerhaften und sehr deutlichen Schmerzlinderung für Rückenpatienten begründe und die zu der Überzeugung geführt haben, dass die orthopädisch richtige Lage in der Nacht für Patienten mit chronischen Rückenschmerzen eine Grundvorrausetzung für jede weitere Therapie ist.

Natürlich ist mir sehr wohl bewusst, dass die von mir hier beschriebene Theorie nicht der schulmedizinischen Lehrmeinung entspricht. Jedoch muss ich auch feststellen, dass es im Punkt „Ursachen von Rückenschmerzen" für mich keine erkennbare einheitliche medizinische Lehrmeinung gibt. Das Wort „Ursache" wird zwar hin und wieder auf Plattformen wie Youtube erwähnt, greift jedoch in allen von mir überprüften Fällen viel zu kurz. Daher halte ich eine fundierte Debatte über dieses Thema für dringend notwendig und freue mich auf viele konstruktive Fachgespräche.

2. Definition von Rückenschmerzen

Zunächst ist es ja so, dass verschiedene Menschen unterschiedliche Dinge meinen, wenn sie von Rückenschmerzen reden. Die meisten würden Schmerzen im Bereich der Lendenwirbelsäule als Rückenschmerzen bezeichnen jedoch Schmerzen im Bereich der Halswirbelsäule eher als Nackenschmerzen. Also möchte ich erstmal festhalten, welche Arten von Rückenschmerzen ich meine, bei denen eine orthopädisch richtige Lage Linderung verschafft.

In vielen Gesprächen mit Patienten erlebe ich immer wieder Aussagen wie z.B. folgende:

„... das ist ja sicher richtig, **aber ich habe leider**...

- eine zu starke Ausprägung ins Hohlkreuz."
- Arthrose in den Bandscheiben."
- von Kind an eine Skoliose."
- eine Verengung des Spinalkanals."
- mehrere Bandscheibenvorfälle."
- einen Nerv eingeklemmt."
- mehrere Gleitwirbel."
- einen Unfall gehabt"

Manchmal begegnen mir auch so unsinnige Formulierungen wie...

"... mir springt immer ein Wirbel (oder eine Bandscheibe) raus.".

Der zweite Satz all dieser auf den ersten Blick unterschiedlichen Aussagen ist jedoch in den meisten Fällen sehr ähnlich.... „Daran kann man nichts mehr ändern... ich habe schon alles ausprobiert... damit muss ich jetzt leben..." oft mit einem „... hat mein Arzt gesagt" dahinter.

Das geht einem großen Teil der zu Zeit ca. 60.000.000 Deutschen Rückenpatienten so (laut Focus leiden ca. 70% der Deutschen an Rückenschmerzen). Die meisten glauben zu wissen warum gerade Sie diese Schmerzen haben und sind oft überzeugt, dass man daran aber leider nichts mehr ändern kann.

Aber genau das stimmt nicht. In meinen Beratungen befinden sich ausschließlich Patienten die nicht mehr weiter wissen. Ich habe gar keine Beratungen mit Patienten, die nur hin und wieder mal Rückenschmerzen haben. Grundsätzlich empfehle ich jedem Menschen eine orthopädisch richtige Lage in der Nacht, aber diesen Patienten bleibt gar keine andere Wahl mehr.

Bei genauerem Hinsehen stellt man fest, dass all diese zunächst unterschiedlich klingenden Diagnosen doch sehr viel gemeinsam haben. Es sind alles degenerative

Veränderungen der Wirbelsäule, wobei die Ursache dessen noch zu klären ist.

Deformierte Bandscheiben und in der Folge Fehlstellungen von Wirbelkörpern führen zu den unterschiedlichsten Nervenreizungen. Mal ist es die Nervenwurzel, die z.B. durch einen verengten Nervenkanal oder durch eine vorgewölbte Bandscheibe komprimiert wird und zu massiven Schmerzen in Hüfte und Beinen bzw. im HWS Bereich in Schulter und Armen führt. Mal ist es aber auch eine Überbelastung bzw. die Folge einer arthrotischen Veränderung der Facettengelenke deren Nervenenden gereizt werden und die in der Lage sind sehr starke Verspannung der Muskulatur in Ihrer Umgebung hervorzurufen. In diesen Fällen ist z.B. auf einem MRT noch keine Deformierung der Bandscheiben zu erkennen und oft wird der Patient dann ohne Befund wieder nach Hause geschickt. Die Tatsache, dass viele Patienten über besonders starke Schmerzen in der Nacht und nach dem Aufstehen klagen, lässt schon erahnen, dass hier eine der Ursachen zu suchen ist.

Die folgenden Symptome sind meistens Folge solcher degenerativen Veränderungen:

Kopfschmerzen, Schwindelanfälle, Wirbelblockaden, starke Nacken und Schulterschmerzen die oft bis in die Arme strahlen. Manche Patienten sind nicht mehr in der Lage, ein Buch zum Lesen in die Hand zu nehmen und bekommen Ihre Arme mit Mühe noch auf Schulterhöhe.

Starke Schmerzen im Bereich der Lendenwirbelsäule. Diese Patienten haben eine stark verspannte und schmerzende Muskulatur im unteren Lendenwirbelbereich. Dadurch kommt es häufig zu Blockaden im LWS-Bereich und im Illiosakralgelenk. Oft sitzt der Schmerz fühlbar in der Hüfte und strahlt sehr stark in ein Bein. Starke Bewegungseinschränkung und Schonhaltung ist die Folge. Im akuten Fall ist keine Bewegung mehr möglich und solche Patienten sind oft Wochenlang zu keiner Zeit schmerzfrei.

Allen diesen Symptomen liegen die oben beschriebenen Nervenreizungen zugrunde. Und damit liegt zunächst mal die Vermutung nahe, dass bei nahezu allen Rückenpatienten die Ursache gleich ist. Eine degenerative Entwicklung der Wirbelsäule. Und das oft schon in jungen Jahren.

Aber warum ist das so... oder besser gesagt, warum ist das bei uns so? In anderen Teilen der Welt kennt man diese Rückenproblematik noch gar nicht. Ich bin der Meinung, wenn wir diese Frage, nach der wirklichen Ursache von Rückenschmerzen beantworten können, haben wir eine optimale Ausgangssituation geeignete Therapieformen zu finden um dauerhaft Schmerzen zu lindern.

3. Ursachen von Rückenschmerzen

Bevor ich es wage, die Ursachen von Rückenschmerzen genauer zu definieren, stelle ich mal in einer Art Brainstorming einige Fakten zusammen, die sich im Laufe der letzten 10 Jahre angesammelt haben:

Zunächst einige Zitate aus dem Buch „Mein Rückenbuch" von Prof. Dr. Dietrich Grönemeyer.

„Die Verfechter der reinen Lehre werden an diesem Buch keine Freude haben, denn ich behaupte: Wer heilt, hat Recht. Es geht nicht darum, über Theoriesysteme zu debattieren und sich gegenseitig das Terrain streitig zu machen. Es geht um den Patienten und nur um ihn. Um Ihm zu helfen, müssen wir die unterschiedlichen Schulen zusammenführen, ständig offen bleiben für Erfolge der jeweils „anderen" Seite, also zuhören können, lernen und neue Wege gehen."(Seite10)

„Die ärztliche Behandlung bei uns könnte also wesentlich effektiver sein. Nach sechs Monaten Therapie hat nur jeder dritte Patient weniger Schmerzen, und das nur um ein Drittel weniger." (Seite 6)

„90 Prozent aller Rückenschmerzen haben keine klare Diagnose.... Schon 35% der jüngeren Bevölkerung haben vorgefallene oder degenerierte Bandscheiben" (Seite 14)

Um der Ursache noch genauer auf den Grund zu gehen, kann man zu Bandscheibenschäden bzw. Rückenschmerzen des weiteren noch folgende Feststellungen machen:

- über 90% der Bandscheibenvorfälle sind in den Bereichen HWS und LWS. Deutlich weniger als 10% im Bereich BWS.

- Nahezu alle Bandscheibenvorfälle oder -vorwölbungen haben den Vorfall in Richtung Nervenkanal, also nach hinten mit der Tendenz leicht rechts oder leicht links. Ich habe in meinen Beratungen noch nie einen Vorfall nach vorne, rechts oder links erlebt.

Auf eine falsche Körperhaltung als Ursache von Rückenschmerzen finde ich in meinen Beratungen keine Hinweise. Viele der Patienten in meinen Beratungen geben seit vielen Jahren acht darauf richtig zu sitzen, zu stehen, oder zu heben. Jedoch mit nahezu keinem Einfluss auf das Schmerzverhalten. Allerdings liegt die Annahme sehr nahe, dass eine falsche Haltung Folge der degenerativen Veränderung der Bandscheiben ist.

Auch die berufliche Belastung des Arbeitsalltages kann als Ursache für die Schmerzen oder degenerierte Bandscheiben ausgeschlossen werden. Obwohl festzustellen ist, dass bei bestimmten Berufsgruppen, die Ihren Rücken durch schwere Arbeit sehr stark belasten, während der Ausübung ihrer Arbeit häufiger Beschwerden auftreten (z.B. Krankenpfleger, Landschaftsgärtner oder Fliesenleger) lässt sich daraus kein Rückschluss auf die Ursache darstellen. Es lassen sich genauso viele Rückenpatienten finden in Berufsgruppen in denen der Rücken nicht nennenswert belastet wird.

In meinen Beratungen stelle ich fest, dass deutlich mehr Frauen als Männer von chronischen Rückenschmerzen geplagt werden. Interessanterweise sind hier deutlich mehr schlanke Frauen mit Schmerzen zu finden als übergewichtige, was wiederum die Belastung durch Körpergewicht als Ursache ausschließt.

Obwohl ich feststelle, dass sich die Schmerzsituation bei vielen Patienten durch Training und Stärkung der Muskulatur verbessert, lässt sich auch hieraus kein Rückschluss ziehen auf die Ursache. Wir haben häufig Patienten in den Beratungen, die z.B. seit vielen Jahren Vereinssport betreiben oder ins Fitnessstudio gehen, ohne dass sich das Schmerzbild deutlich verbessert bzw. bei denen sich trotzdem die Schmerzsituation im Laufe der Jahre verschlechtert.

Es sind immer mehr Kinder unter den Rückenpatienten zu finden. Besonders junge Mädchen ab ca. 12 Jahren werden oft von Rückenbeschwerden geplagt. In manchen Fällen wird vom Arzt dann eine Beinlängendifferenz diagnostiziert und zum Ausgleich des daraus folgenden Hüftschiefstandes Einlagen für die Schuhe verschrieben. Dies ist jedoch in nahezu allen Fällen eine fatale Fehldiagnose. Verschiedene manuelle Therapieformen können in solchen Fällen die Blockade des Illiosakralgelenkes lösen und damit die scheinbare Beinlängendifferenz korrigieren. Die Ursache jedoch, warum es zur Blockade des ISG kommt ist bei Kindern und Erwachsenen die gleiche.

In den vielen Gesprächen mit Ärzten, Physiotherapeuten, Heilpraktikern und Rückenpatienten mache ich keineswegs die Feststellung, dass es Bedarf gäbe den Ursachen von Rückenschmerzen genauer auf den Grund zu gehen. Jeder dieser Gesprächspartner hat eine Antwort auf diese Frage. Für den einen ist es zu viel Sport, für den anderen zu wenig oder die zu harten und einseitigen Tätigkeiten des Arbeitslebens. Für den Einen liegt alles an der Psyche für den Nächsten sind es alles Haltungsschäden, für wieder andere ist es sehr stark genetisch bedingt. Es gibt sicher gute Gründe dafür, warum die genannten Faktoren viel mit Rückenschmerzen zu tun haben.

Ich würde jedoch aus heutiger Sicht dringend unterscheiden zwischen Schmerzauslöser und der Ursache des Schmerzes. Alle gerade genannten Belastungen können sehr wohl Auslöser von Rückenschmerzen sein. Wenn wir jedoch darüber nachdenken wollen, was die Ursachen sind, möchte ich Sie dazu einladen, diese Faktoren für einen Augenblick als „Schmerzauslöser" zu kategorisieren um einem anderen Weg zur Analyse der „Ursache von Rückenschmerzen" Ihre Aufmerksamkeit zu schenken.

Da wir weiter oben schon festgestellt hatten, dass die Grundlage fast aller Rückenschmerzen eine degenerative Veränderung der Wirbelsäule ist, möchte ich mich mit Ihnen gemeinsam auf den Weg machen herauszufinden welche Faktoren dazu führen das eine Verformung der Wirbelsäule sattfindet.

Lassen Sie mich versuchen Ihnen dieses wichtige Thema mit einem kleinen Beispiel etwas näher zu bringen.

Stellen Sie sich vor, es kommt ein Mann zu einem Schreiner und sagt: „Ich habe eine Tür mitgebracht, die ist kaputt... können Sie mir sagen, wie das passieren konnte?". „Eingetreten..." sagt der Schreiner „... aha... aber Sie haben sie doch noch gar nicht gesehen" „Ja, richtig... aber die meistens Türen sind eingetreten". „Soll ich sie Ihnen zeigen?" fragt der Mann. „Ja, gerne" sagt der Schreiner. Der Mann holt die Tür und es ist zu sehen, dass die Tür oben in der Ecke ein kleines Loch aufweist. „sehen Sie... eingetreten" sagt der Schreiner.

Spätestens an dieser Stelle würde doch der Mann die fachkundige Auskunft des Schreiners in Frage stellen, weil er selbst als Laie erkennen kann, dass die Art des Schadens nicht mit der Diagnose übereinstimmt. Was bei einem Loch in der Türe noch einfach ist, könnte bei der Analyse der Ursache von Rückenschmerzen schon etwas komplexer sein.

Will man der Ursache von Rückenschmerzen anhand der Analyse des Schadens näherkommen, und genau das wollen wir tun, so ist es notwendig den Schaden zu sehen. Hierzu benötigt man durch ein bildgebendes Verfahren (z.B. MRT oder CT) eine möglichst präzise Darstellung der Wirbelsäule. Viele Patienten quälen sich seit Jahren mit Rückenschmerzen, haben aber weder ein MRT noch ein CT ihrer Wirbelsäule und sind so der Meinung ihrer Ratgeber ausgeliefert.

Wenn wir der Ursache von Rückenschmerzen durch die Analyse des Schadens etwas näherkommen wollen, so geht das nur, wenn wir eine Festlegung treffen. Nämlich, dass es zu einem spezifischen Schaden auch immer eine spezifische Krafteinwirkung gibt. Eine eingetretene Tür hat demnach nie ein kleines Loch oben, sondern wenn dann einen etwas größeren Schaden in der Mitte der Türe. Oder nehmen Sie zum Beispiel einen biegsamen Ast und biegen Sie diesen immer wieder in die gleiche Richtung. Mit der

Zeit wird dieser Ast auf der einen Seite durch Überdehnung reißen und auf der anderen Seite durch Stauchung beschädigt werden. Ein weiterer gleichartiger Ast wird bei gleicher Krafteinwirkung immer den gleichen Schaden zeigen. Genauso geht es auch jedem Gewebe im Körper. Die gleiche Kraft an der gleichen Stelle, führt immer zum gleichen Schaden. Um dieses Beispiel auf die Wirbelsäule zu übertragen müsste man sich folgende Frage stellen: Gibt es denn, wenn man viele Patienten vergleicht, immer wiederkehrende gleichartige Schäden an der Wirbelsäule oder sind die Deformationen der Wirbelsäule und der Bandscheiben überall gleichmäßig verteilt? Das würde dann darauf hindeuten, dass die Krafteinwirkungen die zu diesen Schäden geführt haben sehr verschieden sind. Falls jedoch die Schäden an Wirbelsäule und Bandscheiben sehr häufig auffallend gleichartig sind, wird auch die Krafteinwirkung gleich sein. Darüber hinaus lässt sich daran sehr deutlich erkennen, welche Art der Krafteinwirkung es in keinem Fall gewesen sein kann, bzw. welche Art der Krafteinwirkung es mit großer Wahrscheinlichkeit gewesen sein muss. An die Analyse dieser Krafteinwirkung auf Wirbelsäule und Bandscheiben kann man also mit verschiedenen Fragestellungen herantreten.

1) Welche Krafteinwirkung muss vorliegen, um eine bestimmte Deformation hervorzurufen?
2) Ist es möglich, dass die uns bekannten Krafteinwirkungen zu den Deformationen führen, die wir vorfinden? Bzw....

3) Wie müssten die Deformationen aussehen, damit sie zu den uns bekannten Belastungen passen. (z.B. durch Jahrzehnte langes zu schweres Tragen) aussehen?

Bevor ich jedoch auf die Fragestellungen eingehe, ist es zunächst notwendig die Deformationen von Wirbelsäule und Bandscheiben darzustellen. Da diese tatsächlich sehr häufig gleichartig sind kommen wir mit wenigen Bildern zur Darstellung aus.

3.1. Das Schadensbild

Die Halswirbelsäule (HWS)

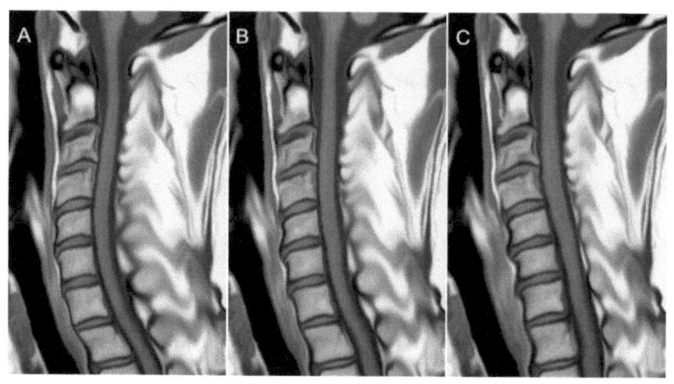

Die Brustwirbelsäule (BWS)

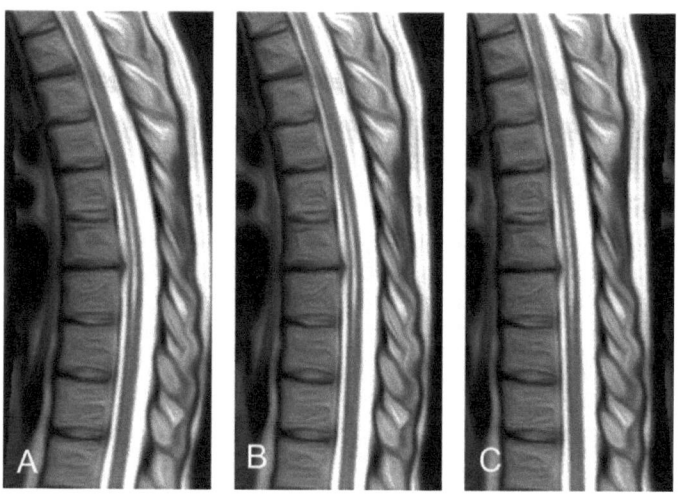

Die Lendenwirbelsäule (LWS)

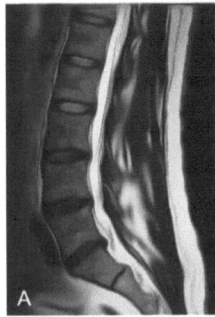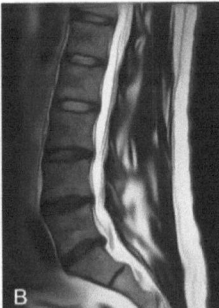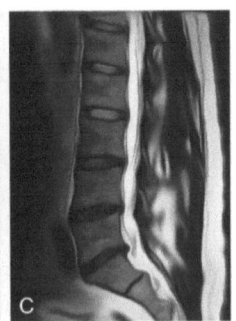

Bilderanalyse

Lassen Sie das mal einen Augenblick auf sich wirken. Mit den oben gezeigten Bilder habe ich versucht einen repräsentativen Querschnitt aller Patienten darzustellen, die zur besseren Analyse Ihrer Rückenschmerzen eine MRT Aufnahme machen ließen. Die Bilder sind vereinfacht dargestellt und sollen nur dazu dienen die degenerative Entwicklung im Laufe vieler Jahre darzustellen. Um die gezeigten Deformationen richtig zu interpretieren müssen wir daher weitere Festlegungen treffen.

Aus einigen Gesprächen mit Patienten, die schon seit vielen Jahren Rückenschmerzen haben und dazu noch (und das ist sehr selten) MRT oder CT Bilder mit mehreren Jahren Abstand haben lässt sich folgende Feststellung machen.

1) Alle bekannten Wirbelsäulenschäden sind sehr auffällig an den gleichen Stellen. Mir sind keine Ausnahmen bekannt.
2) Die Schäden entstehen langsam, im Laufe von Jahrzehnten. Sie sind keine Folge eines Unfalls oder einer kurzzeitigen Fehlbelastung.
3) Die Schäden können genetisch bedingt sein, jedoch nicht in der Form, dass sie schon von Geburt an bestanden hätten.
4) Keiner der Schäden lässt sich eindeutig einem Geschlecht oder einer Berufsgruppe zuordnen. Auch eine Abhängigkeit von Belastungen durch Arbeit oder Sport lässt sich nicht erkennen. Diese Schäden finden wir sehr gleichmäßig verteilt durch alle Personengruppen. Auffällig ist jedoch, dass schlanke Frauen deutlich häufiger betroffen sind als Männer oder übergewichtige Frauen.

Wenn wir jetzt wie oben beschrieben davon ausgehen, dass ein bestimmter Schaden immer durch eine bestimmte Krafteinwirkung entsteht und kombinieren das mit der Tatsache, dass diese Schäden langsam im Laufe von Jahrzehnten entstehen und mit der Tatsache, dass sich diese Schäden weder einer Berufsgruppe noch einer Belastungsart zuordnen lassen, ergibt sich folgendes Bild:

Alle Personen, die ein ähnliches Schadensbild haben, haben seit Jahrzehnten an bestimmten Stellen ihrer Wirbelsäule immer wiederkehrende gleiche, sich addierende Krafteinwirkungen. Putzfrau, Frisörin, Fliesenleger, Lehrer... bei allen wirken die gleichen Kräfte.

Interessanter Weise sind die immer wiederkehrenden Schäden an Wirbelsäule und Bandscheiben so spezifisch und in einer Art und Weise, dass sich Ihnen nahezu keine belastenden Bewegungen des Arbeitsalltages zuordnen lassen.

Sehen Sie sich die dargestellten Bilder z.B. der Halswirbelsäule einmal mit der Fragestellung an:

Welche Bewegung, Belastung oder Krafteinwirkung, die immer wiederkehrend gleich ist, führt zu diesem Schaden. Oder andersherum... Könnte eine Ihnen bekannte Belastung (z.B. schweres Heben) die oben dargestellten Deformationen als Folge haben?

Betrachten wir doch einmal die drei Schadensbereiche im Einzelnen.

3.1.1. Analyse HWS-Bilder

Betrachtet man die drei Bilder als fortschreitenden Entwicklungsprozess, so stellt man fest, dass sich die natürliche Lordose (Fachbegriff für die natürliche Krümmung der Hals- und Lendenwirbelsäule) der Halswirbelsäule zunächst begradigt und im weiteren Verlauf die Wirbelelement C3-C6 weiter nach hinten bewegen. Die meisten Patienten können die hier gezeigte Entwicklung nicht sehen, da sie ja nur ein MRT oder CT haben. Betrachtet man die Verteilung der Bandscheibenvorfälle im Bereich der Halswirbelsäule, so stellt man fest, dass sich entweder die Wirbelkörper C3/C4 verschieben (Bild 3) oder ein starker Knick am Übergang zu TH1 entsteht (Bild 4) und dadurch die Bandscheiben vorgewölbt werden bzw. es zu einem Bandscheibenvorfall kommt. Bandscheibenschäden im Bereich TH1/TH2 sind mir nicht bekannt. Dabei muss man weiterhin feststellen, dass alle Bandscheibendeformationen ausschließlich nach hinten entstehen. Es gibt überhaupt keine Bandscheibenvorfälle nach vorne, wie man es z.B. von einer dauerhaft falschen Haltung an einem Computerschreibtisch erwarten würde.

Was für ein unglaublich spezifischer Schaden. Wenn man für diese Deformation der Halswirbelsäule eine belastende Krafteinwirkung am Tag suchen müsste, so müsste jeder dieser Patienten längere Zeit am Tag über viele Jahre hinweg seinen Hals nach hinten drücken, und auch das würde noch kein Einbrechen der Wirbelkörper nach hinten begründen. Eine solche auffällig gleiche Bewegung, die zu diesem Schadensbild führen würde, durch alle Berufsgruppen hinweg lässt sich definitiv nicht finden. Während der Nacht hingegen lässt sich diese Krafteinwirkung sehr wohl finden. Hierauf gehe ich später näher ein. Zunächst wäre es interessant zu wissen, ob man die gleichen Erkenntnisse gewinnt, wenn man die Schäden im BWS-Bereich und im LWS-Bereich ansieht.

3.1.2. Analyse BWS-Bilder

Auffällig an Bandscheibenschäden im BWS-Bereich ist folgendes:

1) Es sind nur ca. 5-10% aller Bandscheibenvorfälle im Bereich der Brustwirbelsäule.
2) Es ist auffällig, dass die Position dieses Schadens immer in dem Teil der Wirbelsäule liegt, der am weitesten nach hinten gebogen ist. In diesem Fall im Bereich TH5/TH6.
3) Wiederum ist es so, dass auch in diesem Fall alle Vorfälle nach Hinten entstehen, keiner nach vorne, wie man es bei einer Belastung durch schweres Heben erwarten würde.

Für diese Verformung der Bandscheiben eine Belastung oder Krafteinwirkung des Alltages zu finden ist aus meiner Sicht überhaupt nicht möglich. Jede alltägliche Belastung (z.B. Heben, Tragen, gebückt arbeiten o.ä.) würde zumindest in vielen Fällen mehrere Bandscheiben betreffen. Das ist jedoch nicht der Fall. In jedem Fall aber müsste man Bandscheibenschäden an der Vorderseite der Wirbelkörper finden. Auch das ist nicht der Fall. Warum auch an dieser Stelle die Belastung während der Nacht zu finden ist erläutere ich später. Zunächst sollten wir einen Blick auf den LWS-Bereich werfen.

3.1.3. Analyse LWS-Bilder

Im Bereich der Lendenwirbelsäule ist das Schadensbild ähnlich wie im Bereich der Halswirbelsäule. Auch in diesem Fall sind die Bilder A, B, C eine fortlaufende Entwicklung innerhalb von Jahrzehnten.

1) Eine Steilstellung der Wirbelkörper (Begradigung) im oberen Teil der Lendenwirbelsäule.
2) Ein sehr starkes Einknicken der Wirbelkörper in unteren Teil der Lendenwirbelsäule in Richtung Hohlkreuz.
3) Auch in diesem Fall sind alle Bandscheibenvorwölbungen und Vorfälle nach hinten und keine nach vorne, wie man es von fast allen alltäglichen Belastungen erwarten würde.

Welche Krafteinwirkung ist es also, die sowohl im oberen Teil der Lendenwirbelsäule eine Steilstellung bewirkt wie auch einen starken Knick ins Hohlkreuz im unteren Teil der Lendenwirbelsäule?

In fast allen Fällen finden die auffälligsten Deformationen der Bandscheiben im unteren Bereich statt, also L4/L5 oder L5/S1.. Auch in diesem Fall zeigen alle Bandscheibenvorfälle nach hinten, nie nach vorne zur Bauchdecke.

Da diese verschiedenen Deformationen sehr häufig bei einer Person vorkommen ist es aus meiner Sicht auch in diesem Fall nicht möglich eine durch alle Berufsgruppen hinweg gleiche Belastung zu finden die dieses Schadensbild als Folge hätte. Selbst wenn man der Theorie folgt, dass es die evolutionistische Entwicklung zum aufrechten Gang ist, die diese Deformation ins Hohlkreuz zur Folge hat, findet sich keine Erklärung dafür, warum der gleiche Patient sehr häufig eine Steilstellung der Halswirbel C3-Th1 hat. Ganz im Gegenteil, dies würde dieser These sogar widersprechen. Abgesehen davon, ist die deutliche Zunahme der Rückenschmerzen eine Entwicklung der letzten 100 Jahre und auch nur in unserer zivilisierten Gesellschaft. Bei anderen Bevölkerungsgruppen der Erde lässt sich diese Entwicklung der Rückenschmerzen noch gar nicht feststellen. Damit fällt auch die Evolution als Verursacher aus.

Ohne an dieser Stelle schon darauf einzugehen, welches nun tatsächlich die Belastungen sind, die zu den oben gezeigten Schadensbildern führen, können wir bis hierhin schon mal eines mit Sicherheit feststellen.

Es ist nicht möglich, dass eine Belastung des Tages zu diesem Schadensbild führt.

Wenn alltägliche Belastungen überhaupt in der Lage wären dauerhafte Degenerationserscheinungen an der Wirbelsäule zu bewirken, dann müsste das daraus entstehende Schadensbild sehr viel anders aussehen als das Vorliegende. Es müsste eine deutlich andere Verteilung der Bandscheibenschäden zu finden sein und vor allen Dingen müsste es Bandscheibenvorfälle nach vorne, also zu Bauchdecke hin geben. Damit fallen dann auch falsches Heben, Stehen oder Sitzen, zu viel oder zu wenig Sport sowie eine zu schwache Muskulatur oder die falsche Haltung als Ursache für Rückenschmerzen aus.

Verstehen Sie mich bitte nicht falsch... als Schmerzauslöser bei einem bereits vorhandenen degenerativen Zustand können diese Belastungen sehr wohl gelten, aber nicht als Ursache.

Eine kurze Zusammenfassung des Schadensbildes:

Ca. 90% aller Bandscheibenvorfälle sind im Bereich HWS oder LWS.

Nur ca. 5%-10% im Bereich BWS. Die Anzahl der LWS Bandscheibenvorfälle nimmt nach unten in Richtung S1 deutlich zu und die Anzahl der Vorfälle im HWS Bereich nimmt leicht nach unten in Richtung TH1 zu. Bedingt durch Ihre Bauart könnten Bandscheiben in jede Richtung deformiert werden, wenn es denn eine Krafteinwirkung dazu gäbe. Sie haben also keine „Schwachstelle" an der Sie immer als erstes deformieren.

Tatsächlich gibt es nur Bandscheibendeformationen nach hinten in Richtung Nervenkanal. Es gibt keine Bandscheibenvorfälle nach vorne.

Bei der Lage und Ausprägung eines Bandscheibenvorfalles lässt sich kein Zusammenhang feststellen zur Art der alltäglichen Belastung oder zum Geschlecht. Das heißt, egal ob Mann oder Frau, egal ob eine Belastung des Tages vorhanden ist, und wenn, ist es auch egal welche Belastung vorhanden ist. Das Schadensbild ist bei allen Patienten das

Gleiche. Und ein Zusammenhang zwischen der Art des Schadensbildes und bekannten alltäglichen Belastungen lässt sich nicht finden. Andererseits lassen sich Schäden, die entstehen müssten wenn man die größten alltäglichen Belastungen zugrunde legen würde, auch nicht finden.

Was für ein unglaublich spezifisches Schadensbild... das schreit geradezu danach in der Nacht auf die Suche nach der Ursache zu gehen. Aber zunächst noch etwas anderes.

3.2. Genetische Degeneration

Bevor ich also darstelle, dass die Belastungen der Nacht sehr genau zu allen oben beschriebenen Schäden passen, will ich zunächst noch zu einer anderen wichtigen Frage Stellung beziehen.

Was ist der Grund dafür, dass es Menschen gibt, bei denen Belastungen der Wirbelsäule zu Schäden führen und andere Menschen, die den gleichen Belastungen ausgesetzt sind bleiben schaden- und schmerzfrei?

Um dieser Frage etwas näher zu kommen, hier zunächst ein weiteres Zitat aus dem Buch „Mein Rückenbuch" von Prof. Dr. Dietrich Grönemeyer.

„Jüngere Untersuchungen sprechen dafür, dass Erbfaktoren bei Bandscheibenschäden eine Rolle spielen, vor allem bei Vorfällen, die zu Hexenschuss oder Ischiasproblemen führen. Das Risiko, ein solches Leiden zu entwickeln, ist in betroffenen Familien dreimal so hoch wie normal." (Seite 49)

Um der Ursache dieser erblichen Vorbelastung näher zu betrachten empfiehlt es sich den Forschungsergebnissen Prof. Dr. Werner Kollaths Aufmerksamkeit zu schenken. Herr Kollath war einer der wegweisenden Ernährungswissenschaftler der in den 50er Jahren, der an Fütterungsversuchen mit Ratten den drastischen gesundheitlichen Verfall durch Fehlernährung mit zivilisatorisch veränderter Nahrung aufzeigte. Daher hier zwei Zitate aus dem Buch „Die Ordnung unserer Nahrung" von Prof. Werner Kollath.

Die Ergebnisse einer Versuchsreihe stellte er z.B. so dar:

„Sie (die Ratten) können bis zu drei Jahre am Leben bleiben und sterben dann als „Greise" mit einer Fülle von „Alterskrankheiten" die sich bei der Sektion erkennen lassen. Vorher kommt es zu Haarausfall, zu Ekzemen, manchmal zu einer Art Schüttellähmung, oft werden sie bissig und angriffslustig.... Am markantesten sind die Störungen des Kalkstoffwechsels, Kalkablagerungen in

vielen weichen Organen, schwere Störung der Zähne, des Knorpels." (Seite 108)

"Insgesamt ist es nicht zuviel gesagt, wenn die Befunde mit denen bei menschlichen Zivilisationskrankheiten zu vergleichen sind." (Seite 109)

"Grad und Ausdehnung der Befunde sind von der Zucht- und Vordiät abhängig, nicht nur von der gegeben Kost." (Seite 109)

Sowohl das Buch „Die Ordnung unserer Nahrung" von Prof. Werner Kollath als auch das Buch „Unsere Nahrung unser Schicksal" von Dr. Max Otto Bruker sind zentrale Ausbildungsbausteine der Gesellschaft für Gesundheitsberatung in Lahnstein, die dort seit über 30 Jahren Gesundheitsberater ausbildet.

Hier noch einige Zitate aus dem Buch „Unsere Nahrung unser Schicksal" von Dr. M. O. Bruker:

"Das Bemerkenswerteste an diesen krankhaften Veränderungen, die durch auxonfreie Kost erzielt wurden, ist die große Ähnlichkeit mit den Zivilisationskrankheiten beim Menschen. Der Gebissverfall, die Skelettveränderungen, die Arthrosen und die Degenerationen des Bandapparates (z.B.

Bandscheibenschäden an der Wirbelsäule) der zivilisatorisch ernährten Menschen finden entsprechenden Veränderungen der mesotrophischen Ratten eine auffallende Parallele, die weit über die Möglichkeit des Zufälligen hinausgeht."(Seite 176, 177)

„Noch alarmierender als die Kollath´schen Versuche sind Versuchsergebnisse des tschechischen Forschers Bernásek. Er führte ähnliche Versuche wie Kollath mit synthetischen Kostformen durch, untersuchte dabei aber nicht nur die Schäden an den Versuchstieren selbst, sondern erforschte auch die Auswirkung auf die nachfolgenden Generationen... Tatsächlich konnte Bernásek feststellen, dass die Ratten dabei überlebten und sich vermehrten. Während die Tiere in der ersten Generation keine wesentlichen Abweichungen aufwiesen, blieben in der zweiten Generation die Gewichte niedriger, es kam vereinzelt zu Totgeburten, und die Geschlechtsreife trat später ein. In der dritten Generation kam es zu einer gestörten Entwicklung lebensnotwendiger Organe, von allem des Nervensystems. In der vierten Generation kam es überhaupt nicht mehr zu einer normalen Entwicklung." (Seite 186,187)

Die Forschungen Kollath´s, Bernasek´s, Pottenger´s oder die der englischen Ärzte Cleave und Campbell und die oben dafür beispielhaft aufgeführten Zitate, zeigen sehr deutlich, dass neben vielen anderen Krankheitsbildern auch die Gewebeveränderungen z.B. der Bänder,

Bandscheiben und Knorpel ursächlich auf eine Fehlernährung mit zivilisatorisch veränderter Kost zurückzuführen ist und das diese Degenerationserscheinungen in den nächsten Generationen drastisch zunehmen. Aus meiner Sicht gibt es keinen Grund an der Seriösität und dem Wahrheitsgehalt dieser Forschungsergebnisse zu zweifeln.

Was genau bewirken diese genetischen und ernährungsbedingten Degenerationen an den Bandscheiben und am Bandapparat der Wirbelsäule. Hierzu lässt sich zunächst eine sehr einfache Feststellung machen.

Offensichtlich ist das Gewebe der Bänder und Bandscheiben von Menschen mit chronischen Rückenschmerzen nicht so stabil wie das, eines Menschen ohne Rückenschmerzen. Da wir also, wie weiter oben ausführlich berichtet, feststellen können, dass Rückenschmerzen etwas mit der degenerativen Entwicklung der Wirbelsäule zu tun haben, liegt der Schluss nahe, dass es Menschen gibt mit einem geringen Degenerationgrad und andere mit einem sehr hohen Degenerationsgrad. Das heißt manche Menschen haben von Geburt an (genetisch) ein eher schlechtes Gewebe bekommen, wohingegen das Gewebe anderer einen genetisch geringeren Schaden hat. In Abhängigkeit davon wie sie und die letzten 7 Generationen vor Ihnen (ca. seit 1840) sich ernährt haben. Manche Menschen leben seit Generationen sehr ursprünglich auf dem Land und ernähren sich daher überwiegend natürlich. Andere wiederum leben seit Generationen in der Stadt, folgen dem allgemeinen Stand der Ernährungswissenschaft, halten z.b. Muttermilch für unnötig und käufliche Babynahrung für einen gleichwertigen Ersatz. Dies zeigt sehr exakt auch das Gesundheitsbild unserer Gesellschaft. In Bezug auf Rückenschmerzen bedeutet das, dass es Menschen gibt, die ein Leben lang hart gearbeitet haben und beschwerdefrei sind und andere, oftmals viel jüngere Menschen, die trotz viel geringerer Belastung wesentlich größere Schäden haben.

Je kleiner also die genetische Vorbelastung ist, umso sorgloser können diese Menschen mit den Belastungen des Alltages oder denen der Nacht umgehen. Je größer jedoch die genetische Vorbelastung ist umso eher führt eine Belastung der Bänder, Bandscheiben und Gelenke zunächst zu Schmerzen und in der Folge zu arthrotischen Degenerationen. Da wir jedoch schon festgestellt haben, dass die degenerativen Veränderungen der Wirbelsäule bei fast allen Patienten an den gleichen Stellen und in die gleiche Richtung sind, wird es Zeit, herauszufinden welche Belastungen und Krafteinwirkungen zu diesen Deformationen führen.

3.3. Mechanische Belastungen am Tag

Wie oben beschrieben, lässt sich an der sehr präzisen Position von nahezu 100% der Bandscheibenvorfälle auch sehr präzise die Belastung ermitteln bei der diese Schäden nur entstehen können.

Zwei Meinungen sind hierzu oft zu finden. Die eine sagt, dass die zu schweren oder einseitigen Belastungen des Arbeitslebens zu solchen Schäden führen können und die andere sagt, dass alleine der aufrechte Gang und die damit auf den Körper einwirkende Schwerkraft zu diesen Schäden führt. Der Mensch sackt sozusagen in sich zusammen. Wie bereits festgestellt passen jedoch beide Meinungen nicht zu den sich darstellenden Schäden.

Darüber hinaus ist zu bemerken, dass es durchaus zulässig ist, diese Situation aus einer anderen Perspektive zu Betrachten.

Und zwar mit der Fragestellung, welche Deformation von Wirbelsäule bzw. Bandscheiben wäre denn bei einer als Ursache angenommenen Belastung zu erwarten? Zum Beispiel durch 30 Jahre harte Arbeit im Baugewerbe. Da der Großteil dieser oft als Ursache angenommenen Belastungen mit gebückten oder gebeugten Haltungen, sowie mit Tätigkeiten des Hebens oder Tragens zu tun hat müssten sich wenigsten ein nicht zu vernachlässigender Anteil der arthrotischen Veränderungen der Bandscheiben als Verschleiß im vorderen Teil der Bandscheiben (also zur Bauchdecke hin) wiederfinden.

Diese Art der Deformationen lassen sich jedoch nicht finden. Nahezu alle Bandscheibenschäden zeigen, wie bereits erwähnt, eine Stauchung und in der Folge Vorwölbung bzw. Vorfall in Richtung Nervenkanal, also nach hinten. Dieses zeigt nicht nur sehr deutlich, dass diese Belastungen kein Grund für die Deformationen der Bandscheiben sein kann, sondern, die zwingend logische Konsequenz daraus ist, dass **allgemein gesehen alle alltäglichen Belastungen nicht der Grund für die Deformationen der Bandscheiben sein können**. Denn, würde dauerhaftes zu schweres Heben oder tragen mancher Berufsgruppen zu Bandscheibenvorfällen führen, dann gäbe es einen nennenswerten Prozentsatz von Bandscheibenvorfällen nach vorne, in Richtung Bauchdecke. Gibt es aber nicht. Wenn das einseitige Tragen der Kinder von Müttern (meist mit dem linken Arm, um mit rechts zu arbeiten) zu Beschädigungen der Bandscheiben führen würde, dann wäre diese Deformation im Bereich BWS meisten vorne links zu finden. An dieser Stelle gibt es aber gar keine Vorfälle bzw. Deformationen.

Da wir diese anzunehmenden Deformationen nicht vorfinden, folgt daraus der zwingende Schluss, dass es nicht möglich ist, dass irgendeine alltägliche Belastung zur dauerhaften Deformierung von Bandscheibengewebe führt. Dies wiederum bedeutet, dass die vorliegenden Schäden nicht am Tag entstehen. Es ist mir wohl bewusst, dass diese Aussage ein sehr große Tragweite hat, aber ich glaube, wenn Sie sich die Fakten noch einmal genau ansehen, werden Sie auch zu dem gleichen Schluss kommen. An dieser Stelle müsste man eigentlich so etwas wie eine kurze Pause einfügen um die zwingenden Konsequenzen dieser Aussage langsam sacken zu lassen. Daher wiederhole ich diesen Satz noch einmal.

Keine alltägliche Belastung ist in der Lage Bandscheibengewebe dauerhaft zu deformieren. Also muss zum Auffinden der Ursache dieser Deformationen auch in der Nacht gesucht werden.

Diese Position lässt sich natürlich umso deutlicher vertreten, wenn man die tatsächlichen Belastungen kennt und wird sehr stark dadurch bestätigt, wenn sich durch das Ausbleiben der Belastungen (durch eine orthopädisch richtige Lage in der Nacht) der Schmerzzustand bei fast jedem Rückenpatienten in sehr kurzer Zeit dauerhaft ändert. Und genau das ist der Fall.

Werfen wir also mal einen Blick auf die Nacht. Hier zunächst einige wichtige Fakten zur Thema Schlaf:

3.4. Mechanische Belastungen der Wirbelsäule in der Nacht

1/3 Ihrer Lebenszeit verbringen Sie liegend. Es gibt im Grunde nur zwei Arten von Schlaflagen. Mehr als 90% der Menschen sind Seit-Rücken-Schläfer. Maximal 10% der Menschen sind Bauchschläfer.

Betrachten wir einmal den Seit-Rücken-Schläfer. Die allermeisten von Ihnen schlafen in der Seitenlage ein und drehen sich in der Nacht sehr häufig über die Rückenlage in die andere Seitenlage. Optimalerweise 30-50 mal pro Nacht. Dies bedeutet, diese Menschen liegen in der Rückenlage ungefähr doppelt so lange wie in einer der beiden Seitenlagen. Dies jedoch nur so lange, bis eine der Lagen zu Unwohlsein oder Schmerzen führt.

Da der Körper schlafend immer automatisch reagiert und eine schmerzende Lage schneller wechselt als eine Lage, in der er sich wohl fühlt, verkürzt sich die Zeit in der er in dieser Position liegt mit zunehmendem Alter. Unsere Erfahrung zeigt, dass es bei vielen Rückenpatienten, die an unseren Beratungen teilnehmen, die Rückenlage ist, die diese Problematik aufweist. Eine schmerzfreie Rückenlage mit ausgestreckten Beinen ist nur schwer möglich. Deshalb ändert sich die Schlaflage bei diesen Menschen oft auch in eine halbschräge Bauchlage mit einem angezogenen Bein. Hier ist schon ein erster deutlicher Hinweis auf eine sehr starke Belastung der Lendenwirbelsäule in der Rückenlage.

Warum ist die Belastung in der Rückenlage größer als in der Seitenlage?

Weil der Mensch von rechts nach links gesehen symmetrisch ist, von vorne nach hinten gesehen aber nicht.

Im Gegensatz zu den Seitenlagen, bei denen der Fehler in der rechten Seitenlage durch den gleichen Fehler in der linken Seitenlage wegen der Symmetrie ausgeglichen wird, werden die Fehler in der Rückenlage nicht durch eine entgegengesetzte Lage ausgeglichen sondern addieren sich Stunde für Stunde, Tag für Tag und Jahr für Jahr.

Erst mit zunehmendem Alter entwickeln einige Menschen die oben genannte halbschräge Bauchlage als Schonhaltung in der Nacht um schmerzfrei liegen zu können. Zu diesem Zeitpunkt ist allerdings ein großer Teil der degenerativen Veränderung bereits geschehen. Liegen diese Menschen dann nachts wieder orthopädisch richtig, entwickeln sie sich in allen Fällen wieder deutlich mehr zum normalen Seit- Rückenschläfer. Weil diese Lage dann keine Schmerzen mehr erzeugt, gibt es für den Schlafenden auch keinen Grund diese Lage schnell wieder zu verlassen. Selbst wenn ein Mensch genauso viel in der Bauchlage liegen würde wie in der Rückenlage würden sich die orthopädischen Fehler in der jeweiligen Lage nicht aufheben, da wie bereits beschrieben, Vorne und Hinten beim Menschen nicht symmetrisch ist, rechts und links jedoch ist symmetrisch.

Aus unserer Sicht passen die nachfolgend aufgeführten Belastungen durch eine jahrzehntelange orthopädisch falsche Lage in der Nacht genau zum oben beschriebenen Schadensbild.

An dieser Stelle sei noch einmal darauf hingewiesen, dass ausschließlich Menschen mit der oben beschriebenen ernährungsbedingten genetischen Gewebedegeneration durch die im Folgenden genannten Belastungen Schaden nehmen. Dies ist jedoch in Mitteleuropa ca. 180 Jahre nach Erfindung von Weißmehl, Industriezucker und anderen industriell bearbeiteten Nahrungsmitteln eher die Regel als die Ausnahme.

3.4.1. Belastung LWS

Die Belastung des LWS-Bereichs in der Rückenlage ist eine außergewöhnlich starke Belastung und es ist schon sehr verwunderlich, dass es Menschen gibt, die trotz dieser Belastung keinen Schaden an Ihren Bandscheiben nehmen.

Liegt ein Mensch z.B. auf einem zu harten Untergrund so passieren zwei Dinge.

Zum einen passt sich das Doppel-S der Wirbelsäule alleine aufgrund der Schwerkraft an den Untergrund an. Das ist bei jedem Menschen gleich. Bei einem gesunden Menschen mit keiner oder nur geringer genetischer Degeneration halten die Bänder der Wirbelsäule diese Belastung dauerhaft aus, ohne Schaden zu nehmen. Bei einem Menschen mit einer genetisch degenerativer Gewebevorbelastung, geben Sie im Laufe vieler Jahre etwas nach. Die Wirbelsäule liegt sich sozusagen gerade.

Mit Ausnahme des unteren LWS-Bereiches (S1-L4). Hier ist das nicht möglich, solange die Beine ausgestreckt sind. Will man den LWS-Bereich in der Rückenlage auf den Boden bekommen, muss man die Beine anziehen. Tut man das, so spürt man spontan eine Entlastung in diesem Bereich. Legt man die Beine wieder ab, so hebeln die Oberschenkel über das Gesäß als Drehpunkt den LWS-Bereich massiv ins Hohlkreuz. Je härter der Untergrund desto größer der Hebel und die Schmerzen. Wenn man sich jetzt noch vorstellt, dass diese Lage in vielen Fällen schon schmerzhaft ist während man noch wach ist. Wenn also der Körper noch einen sehr großen Anteil Restspannung in der Muskulatur hat, dürfte langsam klar werden, wie groß die Knickbelastung für diesen Bereich in der Tiefschlafphase ist, wenn also die Muskulatur deutlich entspannter ist und der Körper wesentlich stärker der Schwerkraft und den Hebelgesetzen folgt. Solch eine Belastung über viele Jahre ist bei genetisch geschwächten Bandscheiben offensichtlich in der Lage, Deformationen zu bewirken. Eigentlich ist es eher verwunderlich, dass genetisch nicht geschwächte Bandscheiben diese Belastung über Jahrzehnte ohne Schaden überstehen können.

Um die Auswirkung der Schwerkraft auf den LWS Bereich etwas besser zu verstehen ist es hilfreich sich mal ein MRT aus der Perspektive der Rückenlage anzusehen.

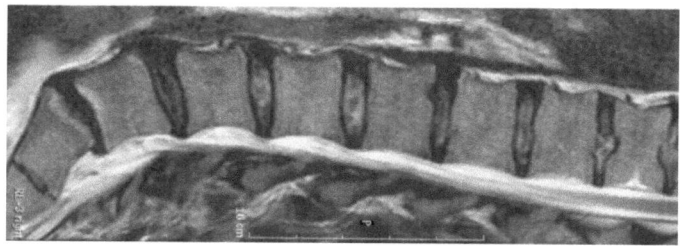

Hier sieht man sehr deutlich, wie sich die Lendenwirbelsäule nach „unten" entwickelt und damit begradigt hat. Da sich das Steißbein nicht so leicht bewegt, wir der Übergang L5-S1 zur Problemzone.

3.4.2. Belastung HWS

Auch auf den HWS-Bereich wirken zwei verschieden Kräfte. Zum einen die schon vom LWS-Bereich bekannte Auswirkung der Schwerkraft, die jeden Wirbel in der Rückenlage nach unten zieht. Hierbei ist nochmal darauf hinzuweisen, dass die Rückenlage besonders betrachtet werden muss, da Fehler in der Rückenlage nicht durch den gleichen Fehler in der entgegengesetzten Lage kompensiert werden. Da wir auch im HWS-Bereich eine natürliche Lordose vorfinden, ist dieser Bereich besonders gefährdet bei zu wenig Unterstützung durch ein geeignetes Kopfkissen den Einwirkungen der Schwerkraft im Laufe vieler Jahre nachzugeben. Es entsteht also zunächst eine Steilstellung der Halswirbelsäule, bei der die natürliche Lordose ihre Biegung verliert und immer gerader wird.

Hier ein Beispielbild, wieder aus der Sicht der Rückenlage.

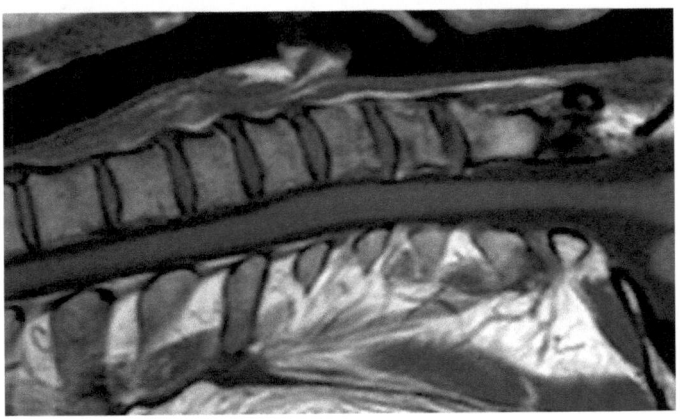

Wenn, die sich zur Steilstellung entwickelte HWS-Lordose weiterhin keine Stütze in der Rückenlage erfährt drohen Wirbelkörper nach hinten einzubrechen. Am häufigsten entstehen diese Einbrüche entweder in der Mitte der Halswirbelsäule (C3-C4), da dort die Stützkraft am geringsten ist oder am Übergang zur Brustwirbelsäule (C6-C7, C7-TH1) und das kann dann gegebenenfalls so aussehen.

Auch hier wieder aus Sicht der Rückenlage.

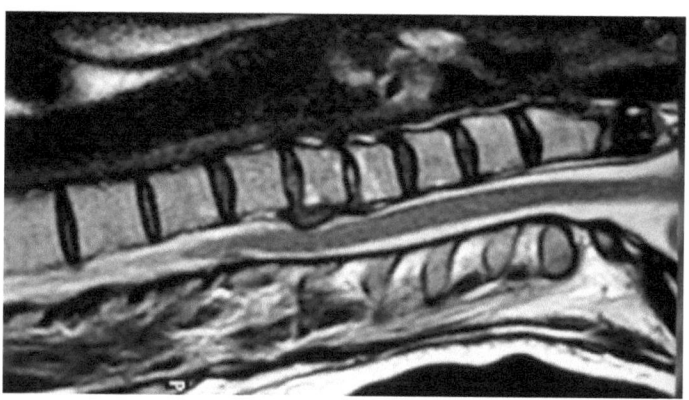

In diesem Stadium klagt der Patient jedoch schon seit vielen Jahren über Schmerzzustände, die auf eine Problematik der Halswirbelsäule zurückzuführen sind. Darüber hinaus bewirkt der gleiche zu harte Untergrund den wir schon im LWS-Bereich annahmen noch eine besondere Belastung der Halswirbelsäule.

Betrachtet man die Entfernung von der Matratze zum Kopf in der Seitenlage und in der Rückenlage so stellt man fest, dass die Entfernung in der Seitenlage deutlich größer ist als in der Rückenlage. Da nahezu jeder Mensch in der Seitenlage einschläft, optimiert man auch die Höhe des Kopfkissens für die Seitenlage. Das bedeutet aber, dass diese Höhe für die Rückenlage deutlich zu hoch ist, so dass der Kopf zu sehr nach vorne gedrückt wird. Daher bildet sich im Laufe der Jahre im oberen Brustwirbelsäulenbereich ein Rundrücken. Damit dieser Mensch am Tage nicht die ganze Zeit den Kopf neigt, muss er seine Halswirbelsäule mehr als gewöhnlich durch eine Überstreckung nach oben belasten. Was wiederum zu schmerzhaften Verspannungen führen kann.

Ist es jedoch einem solchen Patienten möglich in der Seitenlage so tief mit der Schulter einzusinken, dass die Differenz von Matratze zu Kopf in der Seitenlage die gleiche ist wie in der Rückenlage, so lassen alle damit verbundenen Symptome wie Kopfschmerzen, Nacken- und Schulterschmerzen, taube Arme oder Hände und Gleichgewichtsstörungen innerhalb weniger Tage deutlich nach.

Zum besseren Verständnis helfen sicher einige Webinarvideos weiter, die Sie in unserem Youtubekanal oder auf www.derrückenspezi.de finden

Betrachten Sie doch einmal alle die oben dargestellten Bilder noch einmal neu. Diesmal jedoch nicht senkrecht sondern waagerecht. So, als ob der Betroffene in der Rückenlage liegen würde. Aus diesem Blickwinkel ist es eher zu verstehen, dass die Schwerkraft sowohl bei der Verschiebung der Wirbelkörper, als auch bei der Richtung eines Bandscheibenvorfalls einen entscheidenden Einfluss hat.

Die daraus resultierenden Deformierungen sind auffallend häufig sehr ähnlich... oder mit den Worten Prof. Kollaths „Weit über den Bereich des Zufälligen hinaus".

Darüber hinaus bestätigen zwei Tatsachen diese bisher von der Schulmedizin noch nicht unterstützte Theorie.

1. Die aufgezeigten Schäden passen exakt zu den Krafteinwirkungen durch orthopädisch falsches liegen in der Nacht.
2. Die Schmerzen reduzieren sich sehr deutlich und dauerhaft wenn diese Krafteinwirkungen ausbleiben. Entweder zufällig durch ein anderes Schlafsystem z.B. im Urlaub oder in einem Hotel, oder gezielt durch die richtige Einstellung eines geeigneten orthopädischen Schlafsystems.

Über die Eigenschaften eines geeigneten orthopädischen Schlafsystems komme ich weiter unter noch zu sprechen.

3.5. Der Einfluss der Psyche

Nach über tausend Beratungen und damit oft verbundenen persönlichen Gesprächen lässt sich sehr deutlich ein Bezug zwischen Psyche und Rückenschmerzen erkennen. Obwohl ich auf diesem Gebiet kein Spezialist bin will ich kurz die einfachen Erkenntnisse aus diesen Gesprächen hier beschreiben und damit ins Gesamtbild einfügen.

Menschen in schwierigen Lebenssituationen wie z.B. Trennungssituationen in Familien, Tod eines geliebten Menschen, andauernde schwierige Arbeitsplatzsituation oder ähnliches sind um ein vielfaches anfälliger für Rückenschmerzen.

Ändert sich diese Lebenssituation zum positiven, so ändert sich oft auch in gleichem Maße das Schmerzbild. Die Schmerzen werden deutlich weniger oder verschwinden sogar ganz.

Interessanter Weise befinden sich die Bereiche, in denen diese Personen Rückenschmerzen haben wieder genau da, wo alle anderen auch Schmerzen haben und auch mit den gleichen Symptomen. Es ist also kein Zusammenhang festzustellen zwischen der Art der psychischen Belastung und dem Bereich in dem die Schmerzen entstehen. Zum Beispiel das Beziehungsprobleme immer im HWS-Bereich zu finden sind und finanzielle Sorgen immer im LWS-Bereich oder ähnliches.

Es macht eher den Eindruck, dass eine geschwächte Psyche auch eine geschwächte Stützmuskulatur der gesamten Wirbelsäule mit sich bringt. Der Mensch lässt sich sozusagen hängen. In solch einer Situation werden die schon vorhandenen aber bisher von einer starken Muskulatur überdeckten degenerativen Veränderungen der Wirbelsäule zu Schmerzaus-lösern.

Aber nicht nur Lebenssituationen sind Ursache einer geschwächten Psyche. Oft ist es auch der schon sehr lange andauernde Schmerz selbst und die vielen misslungenen Versuche diesen Schmerz zu lindern, die solche Menschen in eine hoffnungslose Situation bringen. Und die Aussagen mancher Ärzte, es sei Verschleiß und daran könnte man leider nichts mehr machen, bestärken noch die Hoffnungslosigkeit dieser Situation. Solange der Mensch glaubt, dass sich seine Schmerzen sowieso nicht ändern werden, wird auch genau das geschehen. Solche Menschen treffen auch nur sehr schwer positive Entscheidungen. Weder für ein Aufbautraining noch für ein orthopädisches Schlafsystem. Bei diesen Menschen ist es wichtig, dass ihr Arzt sie motiviert und ihnen sagt, dass es eine gute Chance gibt die Schmerzen zu lindern.

4. Lösungsansätze zur Schmerzlinderung

Vielleicht ist es nötig an dieser Stelle noch mal deutlich zu betonen, dass ich nicht der Meinung bin, dass die orthopädisch richtige Lage in der Nacht die einzige notwendige Therapieform zur Linderung von Rückenschmerzen ist. Eine möglichst geringe Belastung bzw. eine vollständige Regeneration der Wirbelsäule in der Nacht ist jedoch die sinnvollste Grundlage für alle weiteren sicher ebenso sinnvollen Therapien zu Schmerzlinderung. Ich vertrete auch nicht die Meinung jeder schulmedizinischen Behandlung aus dem Weg zu gehen. In akuten Schmerzsituationen sind Schmerzmittel in Form von Tabletten oder Spritzen durchaus geeignete Hilfsmittel zu Entspannung der Muskulatur. Darüber hinaus kann auch ein operativer minimalinvasiver Eingriff zur Schmerzlinderung sinnvoll sein, jedoch erst nach dem alle manuellen Therapien versagt haben.

Grundsätzlich gilt aus meiner Sicht folgende Reihenfolge zur Schmerzlinderung von Rückenschmerzen:

4.1. Den Schmerzauslöser möglichst stark eingrenzen

In allen Fällen von chronischen Rückenschmerzen begegne ich einer degenerierten Wirbelsäule in den verschiedensten Stadien. Um an dieser Stelle den Schmerzauslöser zu begrenzen ist es notwendig,

1) die weitere Degeneration des Gewebes durch Umstellung der Ernährung zu stoppen,
2) die massive Belastung durch eine orthopädisch falsche Lage in der Nacht zu beenden und
3) die Muskulatur, zur „Kaschierung" der bereits entstandenen Degenerationen, so gut es geht durch gezieltes Training zu stärken und
4) bestehende Verspannungen und Blockaden durch manuelle Therapien, Massagen und gezieltes Training zu lösen.

4.2. Verspannungen und Blockaden lösen

Trotz deutlicher Besserung durch die in 0 beschriebenen Maßnahmen, bleiben in einigen Fällen noch zeitweise mehr oder weniger starke Schmerzen durch verspannte Muskulatur und Wirbelblockaden. Diese können dann sehr wirkungsvoll durch manuelle Therapien wie Massagen, chiropraktische Behandlung und Wärmetherapien behandelt werden.

Eventuell sollten diese Therapien durch schmerzlindernde und muskelentspannende Medikamente unterstützt werden.

Aus meiner Erfahrung ist es dringend notwendig, dass Menschen, die häufig Rückenschmerzen haben, einen Therapeuten haben, der in der Lage ist Blockaden zu lösen. Daher möchte ich noch kurz zwei Aussagen kommentieren, die mir zu diesem Thema in meinen Beratungen immer wieder begegnen.

1) „Woran merke ich denn, ob die Blockaden gelöst sind?"

Wenn sich Blockaden lösen, so geschieht das oft durch ein leichtes, manchmal aber auch deutlich hörbares Knacken. Wenn man nichts hört, und auch nur wenig bis gar nichts spürt, ist die Möglichkeit schon recht hoch, dass der Therapeut sein Handwerk nicht versteht. In diesem Fall rate ich dringend dazu einem anderen Therapeuten oder auch einer anderen Therapie eine Chance zu geben. Fragen Sie am besten einfach in Ihrem Bekanntenkreis nach, ob jemand einen Therapeuten empfehlen kann. In den meisten Fällen sind die guten Therapeuten bekannt. Dabei ist es egal, ob der Therapeut die Blockaden mittels Osteopathie, klassischer Chiropraktik oder Dorntherapie löst. Wenn der Therapeut sein Handwerk versteht, führen alle Therapieformen zum gleichen Ergebnis.

2) „Das darf man ja auch nicht zu häufig machen, sonst leiern die Gelenke aus"

Mir ist kein Fall bekannt, bei dem nachgewiesener Maßen durch zu häufiges lösen von Blockaden irgendwelche Schäden entstanden sind. Tatsächlich kenne ich jedoch viele Rückenpatienten, die in der Lage sind, durch eine geschickte Bewegung ihre bestehenden Blockaden selber zu lösen. Diese Menschen machen das oft über viele Jahre schon viele Male pro Tag. Auch in diesen Fällen ohne bekannte Schäden.

4.3. Der akute Notfall

Je nach Stand der degenerativen Schädigung kann es trotz Einhalten der Punkte 4.1 und 4.2 zu einem akuten Notfall kommen bei dem durch die obigen Maßnahmen keine Schmerzlinderung zu erreichen ist. Diese Situationen sind sehr selten, aber nicht in allen Fällen zu verhindern. Aber auch hier sollte der Schmerzkreislauf so schnell wie möglich durchbrochen werden. Lassen sie sich hierzu von Ihrem Hausarzt zu einer geeigneten Schmerzmitteltherapie beraten.

Dieser akute Notfall reguliert sich in der Regel binnen ein bis zwei Wochen. Danach sollten diese Medikamente wieder abgesetzt werden.

Ich halte es für wichtig auf diese Maßnahme hinzuweisen, weil ich sehr viele Patienten in meinen Beratungen hatte, die seit langer Zeit starke Schmerzen haben und über die Möglichkeit einer effizienten temporären Schmerzlinderung durch geeignete Medikamente nicht informiert wurden.

5. Orthopädisch richtig liegen

In meinen Beratungen stelle ich immer wieder fest, dass sehr viele unterschiedliche Meinungen herrschen, wie man denn am besten beziehungsweise möglichst schmerzfrei liegt. Der allgemeine Konsens ist der, dass man eigentlich nicht wirklich einen Rat geben kann. Der Eine schläft eben lieber auf einem harten Untergrund und glaubt, dass sei besonders gut für seinen Rücken und der Nächste bevorzugt die anpassungsfähige Lage in einem Wasserbett. Er hat aber auch schon gehört, dass die „ gar nicht so gut sein sollen".

Letztendlich bleibt Unklarheit und Ratlosigkeit übrig.

Und wenn man dann versucht diese Unklarheiten in einem Fachgeschäft durch eine kompetente Beratung zu beseitigen, findet man trotz mancher guter und vielen gut gemeinten Beratungen keine klare Aussage dazu, was man unternehmen sollte um die Linderung der Rückenschmerzen mit Sicherheit näher zu kommen.

Deshalb ist es dringend notwendig an dieser Stelle mal einige allgemeine und für jeden gültige Grundsätze zu einer orthopädisch richtigen Lage zu beschreiben, auf deren Einhaltung auf dem Weg zur Schmerzlinderung nicht verzichtet werden kann.

5.1. „Hart liegen ist gesund"

Als vor ca. 70 Jahren die Federkernmatratze erfunden wurde und diese dann oft auf einem Sprungrahmen (dessen Federung auch auf Metallfedern beruht) lag, machten viele Menschen die Feststellung, dass sie auf solchen Systemen durchhängen wie in einer Hängematte. Daraufhin verbreitete sich, auch durch den Rat einiger Ärzte die Meinung, doch besser ein Brett oder eine Tür unter die Matratze zu legen damit die Wirbelsäule „gerade" liegt. Schlussendlich verband man mit weichem Liegen, die schmerzhafte Lage eines durchhängenden Federkernsystem und mit hartem Liegen die gesunde wirbelsäulenschonende Lage auf der Tür. Seit dieser Zeit heißt es also „hart liegen ist gesund".

Obwohl heute ein deutlicher Umdenkprozess im Gange ist, der besagt, dass sich das Schlafsystem der Körperform anpassen muss, finde ich in meinen Beratungen immer noch sehr häufig Menschen, die die Meinung vertreten, dass hart liegen gut für Ihren Rücken sei. Zur Verwirrung dieser Situation kommt leider erschwerend hinzu, dass ca. 20 % der Deutschen nicht oder nur sehr wenig genetisch vorgeschädigt sind und damit schadenfrei liegen können, wie sie wollen. In den allermeisten Fällen liegen diese Menschen gerne hart und betonen dies auch in Ihrer Umgebung. Der schmerzgeplagte Partner glaubt dann alles richtig zu machen, indem er auch hart liegt und braucht oft viele Jahre bevor er überhaupt das falsche Liegen als Ursache seiner Rückenschmerzen in Betracht zieht.

In dieser Frage ist es mir wichtig eine klare Aussage zu treffen. Ein komplett hartes Schlafsystem ist aufgrund der mangelnden Anpassung für niemanden geeignet. Ein genetisch geschwächter Mensch wird auf einem zu harten Schlafsystem mindesten im Bereich der Halswirbelsäule eine Verschlechterung der Schmerzsituation erfahren. Im Bereich der Lendenwirbelsäule hat die Erfahrung bei der Entwicklung unseres orthopädischen Schlafsystems gezeigt, dass auch eine festere Einstellung zur Schmerzlinderung führen kann. Jedoch immer in Verbindung mit einer zur Halswirbelsäule passenden, eher weichen Einstellung im Schulterbereich.

Aber auch ein zu weiches Schlafsystem hat in vielen Fällen große Nachteile. Eine noch weichere Einstellung der Schulterzone wird dann schwierig und im Bereich der Lendenwirbelsäule fällt man auf einer zu weichen Matratze oft ins Hohlkreuz. Dennoch gibt es viele Rückenleidende, die mit einer besonders weichen Einstellung sehr zufrieden sind. Was ist also der richtige Weg?

Nach nun mehr als 15 Jahren orthopädischer Schlafberatung und stetiger Weiterentwicklung des Schlafsystems kann ich folgende Aussagen über ein funktionierendes orthopädisches Schlafsystem treffen. Diese Aussagen habe ich für Sie in einer 5-Punkte-Checkliste zusammengestellt. Es gibt sicher viele Wege diese Punkte zu erfüllen und Vielleicht hilft Ihnen ja Ihr „Matratzenfachgeschäft des Vertrauens" an dieser Stelle weiter. Falls nicht, würde ich mich natürlich freuen Ihnen mit meinem Schlafsystem weiterhelfen zu können.

Bitte beachten Sie, die hier aufgeführte Checkliste ist keine allgemeine Liste zum Auffinden der richtigen Matratze. Wie oben bereits erwähnt können Menschen ohne Rückenschmerzen, also mit sehr niedrigem genetischen Degenerationsgrad, liegen wie sie wollen, ohne dabei Schaden zu nehmen. Diese Menschen können einfach in ein Matratzengeschäft gehen und sich die Matratze aussuchen, die ihnen gefällt.

Diese hier aufgeführte Checkliste ist ausschließlich für Menschen mit Rückenschmerzen, die über den Weg der orthopädisch richtigen Lage in der Nacht Linderung ihrer Schmerzen erreichen wollen.

5.2. Die 5-Punkte-Checkliste:

5.2.1. Individuelle Anpassung auch an außergewöhnliche Bedürfnisse

Niemand kann durch Vermessen Ihres Körpers eine Matratze für Sie herstellen, die garantiert Rückenschmerzen lindert, weil die Art und der Umfang der bereits bestehenden Degeneration nicht mit eingerechnet werden kann. Daher ist es notwendig, dass die Matratze im Laufe der ersten Wochen in allen Zonen präzise auf die Bedürfnisse eingestellt werden kann. Solange, bis das Ziel (möglichst schmerzfrei zu liegen) erreicht ist. Eine einmal nach Vermessen der Körpermaße angefertigte Matratze erreicht dieses Ziel dabei genauso schlecht, wie jede andere nicht einstellbare Matratze.

Bei dieser Einstellung der Matratze muss es möglich sein, jede Zone der Matratze von weich bis fest einzustellen. Es hilft nicht, wenn man die Matratze etwas weicher oder härter einstellen kann. Ich habe nicht selten erlebt, dass „Rückenpatienten" die anfänglich glaubten, sie müssten sehr weich liegen, am Ende mit einer sehr festen Einstellung das Ziel „Schmerzlinderung" erreicht haben, und umgekehrt genauso. Es liegen einfach falsche Annahmen vor und durch die Möglichkeit etwas anderes auszuprobieren erreicht man das gewünschte Ziel. Eine dieser falschen Annahmen ist z.B., dass leichte Menschen weich liegen müssen und schwere Menschen härter. Vielleicht gilt dieser Grundsatz bei „Nichtrückenpatienten" jedoch bei Menschen mit Rückenschmerzen kommt es nicht selten vor, dass leichte Menschen auf einer festen

Matratzeneinstellung Schmerzlinderung erfahren und schwerere Menschen auf einer sehr weichen Matratzeneinstellung.

Also, achten sie bei der Wahl Ihrer Matratze auf eine genaue Anpassungsmöglichkeit in allen Zonen von sehr weich bis fest.

5.2.2. Einstellung jederzeit änderbar

Wie oben bereits erwähnt unterscheidet sich der „Rückenpatient" von „Nichtrückenpatient" dadurch, dass z.B. das Gewebe der Bandscheiben sich bei Belastung deformiert. Es hat sich also durch jahrelanges falsches Liegen bis zu einem schmerzenden Zustand hin verändert und es wird sich auch weiterhin verändern. Das bedeutet sehr konkret für die orthopädisch richtige Lage in der Nacht folgendes:

Auch wenn man eine Einstellung des Schlafsystems gefunden hat, die zu Schmerzlinderung führt, so ist doch davon auszugehen, dass diese Einstellung nicht für immer die Richtige ist. Da eine Deformation von Bandscheiben immer auch eine Kürzung bzw. Dehnung der dazugehörigen Bänder bedeutet, kann man davon ausgehen, dass sich diese Bänder in einer veränderten schmerzfreien Lage auch wieder verändern werden. Die verkürzten Bänder werden sich wieder dehnen und die gedehnten werden sich wieder verkürzen. Dieser Prozess hat wiederum zur Folge, dass das Schlafsystem nach einer Zeit neu angepasst werden muss. Meiner Erfahrung nach handelt es sich hierbei hauptsächlich um eine Anpassung im Bereich der Lendenwirbelsäule und gegebenenfalls des Kopfkissens. Die Notwendigkeit dieser Anpassung liegt in den meisten Fällen in einem Zeitraum zwischen 6 Monaten und 2 Jahren.

Das bedeutet, selbst wenn sie durch die zufällig richtige Wahl eine Matratze gefunden haben, auf der sie besser schlafen und weniger Rückenschmerzen haben, wird sich dieser Zustand in einem Zeitraum zwischen 6 Monaten und 2 Jahren mit großer Wahrscheinlichkeit wieder ändern und es wird notwendig sein das Schlafsystem anzupassen. In fast allen Fällen ist aber nur eine Anpassung einer bestimmten Zone notwendig. Der Kauf einer insgesamt weicheren oder härteren Matratze führt daher meist nicht zum Ziel. Zumal man ja auch mit Sicherheit wissen muss, ob die notwendige Veränderung weicher oder härter ist. Daher ist es für diesen Prozess sehr ratsam eine Matratze zu haben, bei der auch nach dieser Zeit noch eine Einstellung einer einzelnen Zone möglich ist. Und zwar auch in diesem Fall wieder wie unter 5.2.1 beschrieben in einem großen Härtegradbereich. Es ist möglich, dass bis dahin eine weiche Einstellung im Gesäßbereich zu dem gewünschten schmerzfreien Ergebnis geführt hat und zukünftig eine deutlich härtere Einstellung notwendig ist. Daher ist es sehr wichtig, darauf zu achten, dass der Härtegrad jeder einzelnen Zone einer Matratze auch nach Jahren noch neu eingestellt werden kann.

5.2.3. Hochwertige verschleißarme Materialien

Die Frage zu beantworten, warum denn ein Schlafsystem für Rückenpatienten aus hochwertigen und möglichst verschleißarmen Materialien bestehen sollte, ist im Grunde sehr einfach. Da wir ja unter 5.2.2 festgestellt haben, dass sich im Laufe der Zeit auch die Wirbelsäule wieder den Gegebenheiten der neuen Schlafsituation anpasst, wäre es sehr ungünstig, wenn sich dann auch noch die Härtegrade in der Matratze durch Verschleiß ändern würden. Daher ist es dringend notwendig bei einem Schlafsystem, dessen Ziel die Linderung von Rückenschmerzen ist, auf die Hochwertigkeit der Materialien zu achten. Als Anhaltspunkt für die Hochwertigkeit von Matratzenschäumen ist die Art des Schaumes und dessen Raumgewicht zu beachten. Bei günstigen Schaumstoffmatratzen werden häufig einfache Polyätherschäume mit einem niedrigen Raumgewicht von ca. 35 verwendet. Diese Schäume verschleißen schnell und sind nicht zu empfehlen. Ich kenne sogar zwei Matratzensysteme die einstellbar sind und dennoch diese minderwertigen Polyätherschäume verwenden. Von Matratzen aus dieser Schaumart ist eher abzuraten. Verschleißärmer dagegen sind sogenannte Kaltschäume und viskoelastische Schäume. Bei gleichem Raumgewicht verschleißen diese Schaumarten wesentlich weniger als Polyätherschäume. Qualitativ hochwertiger Kaltschaum/Viskoschaum der nahezu nicht mehr verschleißt, hat ein Raumgewicht >50. viskoelastische Schäume haben eine sehr gute Druckentlastung und werden daher häufig auch in Dekubitusmatratzen eingesetzt. Aber Achtung: Viskoschäume ändern Ihren Härtegrad bei Temperaturschwankungen. Eine Matratze, ausschließlich oder hauptsächlich aus Viskoschaum, würde ihren Härtegrad durch die Temperaturschwankung zwischen Sommer und Winter so stark ändern, dass Sie als orthopädische Matratze zur Linderung von Rückenschmerzen nicht einsetzbar wäre. Auch hierzu gibt es einige Beispiele auf dem Matratzenmarkt und das sind bei weitem keine Günstigen.

Also: Die Hochwertigkeit der Materialien und der gemäßigte Einsatz von Viskoschäumen, garantiert eine kontrollierbare und reproduzierbare Einstellung Ihres Schlafsystems. In einigen Fällen war der Weg zur schmerzlindernden Einstellung der Matratze auch mit guten Materialien nicht leicht. Ich bin mir sicher, wenn man versucht dieses Ziel mit minderwertigeren Materialien zu erreichen, wird man scheitern... und das gilt es zu verhindern.

5.2.4. Betreuung durch einen Fachberater

Ich kann Ihnen aus mehr als 10 Jahren Erfahrung sagen, dass ein Rückenpatient ohne Erfahrung im Bereich der Einstellung eines Schlafsystems in den allermeisten Fällen auf Irrwegen unterwegs ist. Das bedeutet, wenn man einem Rückenpatienten ein einstellbares Schafsystem verkaufen würde und würde ihn ohne Unterstützung alleine lassen, wäre dieser sehr deutlich auf verlorenem Posten. Und das aus zwei Gründen:
1. Weil er ohne Unterstützung und die Erfahrung eines Fachberaters sehr lange brauchen würde um dieses Ziel zu erreichen. Und
2. Weil er nicht die notwendige Überzeugung hat, dass die richtige Lage in der Nacht überhaupt Schmerzlinderung verschafft.
Selbst mit meiner Unterstützung und sehr starker Überzeugung, dass die richtige Lage in der Nacht wirklich helfen kann, kämpfe ich oft gegen den Unmut meiner Kunden. Dann kommen Aussagen wie „Ja, aber bei mir hat es ja mit diesem oder jenem zu tun... da kann man mit der Matratze nicht viel machen"
Sie wollen auf halbem Weg aufgeben und würden ohne Unterstützung mit sehr großer Wahrscheinlichkeit das Ziel nicht erreichen. Deshalb ist es sehr wichtig, dass Sie bei der Einstellung Ihres Schlafsystems die Unterstützung eines Beraters in Anspruch nehmen können und auch in Zukunft mit dieser fachlichen Unterstützung rechnen können.

5.2.5. Notwendige Änderung ohne zusätzliche Materialien

Dies ist der letzte Punkt, der mir als außerordentlich wichtig erscheint, weil der Weg zu einer schmerzfreien Einstellung des Schlafsystems vom Kunden nicht beschritten wird, wenn er immer anrufen muss mit der Frage, ob es denn auch noch weicher geht, oder härter. Es ist zu aufwändig und nur sehr schlecht realisierbar, wenn bei jeder evtl. notwendigen Änderung andere Materialien angefordert werden müssen. Egal ob kostenfrei oder kostenpflichtig. Der erhöhte Aufwand führt dazu, dass der Kunde es einfach nicht tut und damit das eigentlich erreichbare Ziel dann doch nicht erreicht.

Wesentlich einfacher ist es, wenn der Kunde weiß, dass alle evtl. notwendigen Materialien bereits in der Matratze enthalten und durch einfaches Umbauen der Matratze mit den bereits vorhandenen Materialien, das Ziel möglicherweise erreicht werden kann. In diesem Fall ist das Erreichen des Ziels sowohl für den Berater als auch für den Kunden wesentlich erleichtert. Bedenken sie bitte: Der Weg zur richtigen Einstellung Ihres Schlafsystems ist ein Prozess, der mit der ersten oder zweiten Einstellung beendet sein kann, aber es ist auch möglich, dass es deutlich länger dauert. Jeder Schritt, der diesen Prozess komplizierten macht, verhindert in großem Maße, das Erreichen des Ziels. Nicht weil es nicht erreicht werden kann, sondern weil der Kunde nicht mehr daran glaubt und aufgibt. Deshalb ist es wichtig, ein Schlafsystem zu haben, das einen möglichst kurzen Weg zur richtigen Einstellung ermöglicht.

Ein präzise einstellbares Schlafsystem in dem alle zusätzlichen Materialien für evtl. notwendige Änderungen enthalten sind, bestehend aus hochwertigen Materialien und mit der Unterstützung eines erfahrenen Beraters... **das ist der sicherste Weg zu einer schmerzfreien Nacht.**

5.3. Prävention statt Heilung

In unseren Beratungen stelle ich leider fest, dass sich nahezu ausschließlich Menschen mit diesem Thema beschäftigen, die sehr starke Schmerzen haben. Obwohl es zu diesem Zeitpunkt immer noch möglich ist die Schmerzen zu lindern, ist es dennoch nicht mehr möglich die bereits entstandenen Deformationen wieder Rückgängig zu machen. Es wäre also wesentlich ratsamer viel früher auf seinen Körper zu hören und durch die entsprechen Maßnahmen (sich richtig ernähren, richtig liegen und Bewegung) die notwendige Prävention zu betreiben.

Besondere Beachtung müssen hier Kinder und Jugendliche erfahren, deren Eltern schon Rückenprobleme haben. Oft klagen diese Kinder auch schon über Beschwerden und Schmerzen. In diesen Fällen ist noch mal besonders zu betonen, dass es in gleichen Teilen wichtig ist auf eine ganzheitliche und vollwertige Ernährung zu achten und die Belastung der Wirbelsäule durch falsches liegen zu verhindern. Ich stelle vermehrt fest, dass junge Mädchen in dem Alter, in dem sie Ihre weiblichen Formen entwickeln gleichzeitig auch Rückenprobleme bekommen. Und dass, obwohl sie sportlich aktiv sind. Auch an dieser Stelle zeigt sich wieder, dass die Differenzen in der Körperform (Schulter-Taille-Hüfte) zu ungewünschten Belastungen während der Schlafphase führen. Es ist äußerst selten anzutreffen, dass ein Arzt bei solchen Patienten einen Bezug zur Ernährung oder zur orthopädisch richtigen Lage erwähnt. Deshalb möchte ich hier noch einmal besonders darauf hinweisen. Wie jeder weiß, sind Jugendliche in der Pubertät in einer besonderen Wachstumsphase. Sie essen deutlich mehr als zuvor und wachsen auch in dieser Zeit besonders stark. Wenn dem Körper in dieser Zeit durch eine nicht vollwertige Ernährung wichtige Vitalstoffe fehlen, so wird er zuerst Gewebezellen von Lebenswichtigen Organen versorgen. Gewebezellen von weniger lebenswichtigem Gewebe wie z.B. Bindegewebe, Muskulatur oder Knorpelgewebe werden als erstes unterversorgt. Zu dieser Erkenntnis kam jedenfalls Prof. Kollath und beschreibt es in dem oben schon erwähnten Buch „Die Ordnung unserer Nahrung" so:

„Da nun aber ein erheblicher Mangel an Vitaminen und namentlich Mineralien vorliegt, sieht der Organismus sich gezwungen, zur Aufrechterhaltung seiner Lebensvorgänge die weniger wichtigen Organe ihrer Stoffe zu berauben. Dabei werden vor allem solche Organe und Zellen befallen, die dem Mesoderm entstammen, während die lebenswichtigeren Zellen meist Abkömmlinge des Ekto- und Endoderm sind. Insgesamt kommt es also zu einer Minderwertigkeit der Stützgewebe und beim Gewebsstoffwechsel zu einer Herabsetzung der Stoffwechselvorgänge" (Seite 109)

Das Krankheitsbild des Morbus Scheuermann weist z.B. sehr stark darauf hin. In diesem Fall geschieht die Deformation der Bandscheiben genau in diesem Zeitfenster und lässt mit dem Ende der Wachstumsphase wieder nach. Es macht den Anschein, als benötige der Körper in dieser Phase bestimmte Vitalstoffe, die er in der benötigten Menge nicht ausreichend aus der Nahrung entnehmen kann. So enthält er also den weniger Lebenswichtigen Gewebearten diese Vitalstoffe vor. Also Bänder, Bandscheiben, Gelenkknorpel und im Fall des Morbus Scheuermann auch dem in Aufbau befindlichen Knochengewebe. Die so geschwächten Gewebearten (z.B. Bandscheiben) reagieren dann sehr sensibel auf jede Art von Belastung.

Obwohl vieles für diese Zusammenhänge spricht, kann ich einen Beweis für die Richtigkeit dieser Behauptungen nicht erbringen und sehe es auch zur Zeit nicht als meine Aufgabe an diesen Beweis zu erbringen, denn alles worauf ich hinweisen möchte ist, besonders bei jungen Menschen darauf zu achten, dass sie sich richtig ernähren und Ihrer Wirbelsäule in erster Linie durch falsches Liegen keinen übermäßige Belastung aussetzen. Was ich jedoch beweisen kann ist, dass Schmerzen deutlich weniger werden, wenn der Mensch nachts orthopädisch richtig liegt.

6. Ernährung

Obwohl ich das Thema Ernährung sehr gut von der Gesellschaft für Gesundheitsberatung ev. abgedeckt weiß, will ich an dieser Stelle einige wichtige Eckpunkte weitergeben, die, wie sich in vielen Gesprächen herausstellt, offensichtlich nicht klar sind.

Wenn ich in den Beratungsgesprächen das Thema Ernährung anspreche, treffe ich selbst bei gesundheitsbewussten Menschen häufig auf den Standpunkt, dass viel Obst, Salat und Gemüse doch für eine gesunde Ernährung ausreichen „… ansonsten, „alles in Maßen".

Wenn man solch eine Meinung hört wagt man ja fast schon nicht mehr zu widersprechen und diesem Menschen noch mehr gesundheitsbewusste Ernährung abzufordern. Dennoch hat man in unserer Zeit mit dieser Aussage nicht den eigentlichen Kern der Fehlernährung getroffen.

Um ein vollständiges Bild von vollwertiger, gesunderhaltender Ernährung zu bekommen empfehle ich das oben schon beschriebene Buch „Unsere Nahrung unser Schicksal" von Dr. M.O. Bruker zu lesen.

Hier will ich nur kurz auf die wesentlichen Fehler aufmerksam machen, die in den meisten Fällen trotz ansonsten gesunder Ernährung, häufig gemacht werden.

„Das tägliche Brot muss daher unter allen Umständen Vollkornbrot sein. Eine sonst noch so vollwertige Kost, die Weißbrot, Graubrot, oder Schwarzbrot enthält, reicht zu Gesunderhaltung nicht aus." (Unsere Nahrung unser Schicksal Seite190)

Mit Vollkornbrot meint Dr. Bruker an dieser Stelle ausschließlich Brot aus frisch gemahlenen ganzen Körnern. Bäckereien die nach diesen Vorgaben arbeiten sind jedoch sehr selten geworden. Recht häufig findet man dieses Vollkornbrot jedoch in Bioläden. Aber noch lange nicht jedes Brot, auf dem „Vollkorn" steht ist tatsächlich aus dem vollen Korn.

Hier ein kurzer Auszug aus der Schrift „gesund durch richtige Ernährung" der Gesellschaft für Gesundheitsberatung.

„Tipps für die richtige Ernährung

Eine gesunderhaltende Ernährung lässt sich in folgenden Punkten kurz zusammenfassen. Vier Dinge sind zu meiden und vier andere sollten täglich genossen werden.

Die vier zu vermeidenden Speisen sind:

1) Auszugsmehlprodukte
2) Alle Fabrikzuckerarten
3) Alle raffinierten Fette (Margarinen, gewöhnliche Öle)

4) Für Magen-, Darm-, Leber-, und Gallenempfindliche: alle Säfte aus Obst und Gemüse, gleichgültig, ob selbst hergestellt oder gekauft, gekochtes Obst, Trockenfrüchte.

Die Speisen, die täglich gegessen werden sollten, sind:

1) Vollkornbrote, möglichst viele verschiedene Sorten
2) Täglich 3 Esslöffel Getreide in Form eines Frischkorngerichts.
3) Eine Frischkostbeilage, bestehend aus rohen Gemüsen und rohem Obst (z.B. als Salat)
4) Naturbelassene Fette, das heißt Butter Sahne und unraffinierte kaltgepresste Öle.

Bei bestimmten Erkrankungen ist die Vermeidung bzw. Einschränkung von Tiereiweiß empfehlenswert. Alle übrigen nicht erwähnten Speisen können täglich genossen werden."

----

7. Matratzenangebote

Auf dem deutschen Markt existieren über 3000 verschiedene Matratzenmodelle. Einer von drei großen Herstellern schreibt auf seiner Homepage, dass am Tag ca. 10.000 Matratzen sein Werk verlassen. Ein anderer produziert pro Tag einen Schaumstoffblock für Matratzen mit den Maßen 2m x 3m x 1500m. Wieder ein anderer Matratzenanbieter verkauft von einem einzigen Modell pro

Jahr über 100.000 Stück. Das soll einen kleinen Einblick darin geben, welche Ausmaße diese Branche hat. Überall findet man heute Matratzendiscounter und Bettenfachgeschäfte in denen verschiedene Modelle zum Probeliegen ausgestellt sind. Die Preise solcher Matratzen liegt zwischen 50€ und 2.000€. Die allermeisten dieser Matratzen (egal ob teuer oder günstig) sind heute so genannte „Zonenmatratzen". Und der deutsche Markt ist dafür bekannt eher die etwas festere Alternative zu wählen. So gibt es also fast alle Matratzen ausschließlich in den Härtegraden 2 und 3. Jetzt könnte man doch annehmen, dass mit einer Zonenmatratze in Härtegrad 2 wenigstens für bestimmte Rückenpatienten ein Erfolg zu erkennen ist. Nämlich dann, wenn Härtegrad und Zoneneinstellung zu Körpergewicht und Form passen. Dies ist aber leider nur äußerst selten der Fall und dafür gibt es auch einen guten Grund.

7.1. Warum gibt es keine Zonenmatratzen

Einer der entscheidenden Momente bei der Entwicklung meines Schlafsystems war der Moment an dem ich feststellen musste, dass die meisten Matratzen gar keine Zonen (jedenfalls keine messbaren) haben und nur einige wenige eine Absenkzone für die Schulter haben. Aber auch diese in der Regel nicht ausreichend. Die Werbematerialien versprechen viel, aber das Produkt hält leider nur sehr wenig. Sollte uns das wirklich wundern, dass mehr versprochen wird als gehalten? Tatsächlich muss man feststellen, dass es gar nicht möglich ist verschiedene Zonen in einer, in Massen produzierten, Matratze zu haben, weil die Lage der Zonen sehr stark von der Größe der Person abhängt. Ein Mann mit einem großen Abstand zwischen Schulter und Hüfte hat den Lordosenstützbereich wesentlich weiter unten als eine Frau mit einem oft wesentlich kürzeren Abstand. Würde diese Frau auf der passenden Matratze des Mannes liegen, so läge sie mit Ihrer Hüfte auf dem Lordosenstützbereich und würde der Mann auf der passenden Matratze der Frau liegen, so hätte dieser den Lordosenstützbereich am unteren Ende der Rippen. Beide Einstellungen, führen besonders stark zu Schmerzen und sind für Rückenpatienten nicht zu ertragen. Der einzig mögliche Kompromiss ist der, keine Zonen einzubauen um den Fehler möglichst gering zu halten. Das entspricht auch exakt den Ergebnissen die ich an zahlreichen, im Handel erhältlichen Matratzen vorgefunden habe. Solche Matratzen sind lediglich für genetisch nicht oder nur sehr wenig geschädigte Menschen geeignet. Diese Menschen können Ihre Matratze nach Ihrem Geschmack aussuchen, ohne Auswirkung auf Rückenschmerzen. Gerne hätte ich auch 2005 schon ein Schlafsystem angeboten, dass den oben geforderten Ansprüchen entsprich. Da ich aber keines finden konnte, habe ich mich auf den Weg gemacht ein eigenes zu Entwickeln. Allerdings hat diese Entwicklung doch deutlich länger gedauert, als ich vorher annahm.

8. Nachwort

Mir sagte mal ein guter Freund..."Du kannst alles verkaufen... nur die Geschichte muss stimmen".

Und leider muss man feststellen, dass sehr viele Produkte genau nach diesem Prinzip verkauft werden. Und oft stellt man dann auch fest, dass weder die Produkte Ihrer Versprechungen halten noch die Geschichte stimmt.

Im Zeitalter des Internets scheint sich dieses Prinzip noch um ein Vielfaches potenziert zu haben. Da helfen auch keine Kundenmeinungen oder Rezessionen. Auch das kann alles erfunden sein.

Da ist eine gesunde Skepsis schon angebracht.

Auch ich leide in fast allen Beratungsgesprächen unter dieser Skepsis. Da ist eine wirklich gute Geschichte und „ganz zufällig" das passende Produkt.

Wie trennt man jetzt die Spreu vom Weizen? Ich kann es Ihnen leider nicht sagen... Bauchgefühl vielleicht... aber auch das geht schon mal schief. Tatsache ist jedenfalls, dass Sie „skeptisches Nichthandeln" auch nicht weiterbringt.

Ich würde mich jedenfalls sehr freuen, wenn ich Ihnen mit den Gedanken dieses Buches auf dem Weg zu einem schmerzfreien Rücken etwas weitergeholfen habe.

Falls Sie Interesse an meinem Schlafsystem haben oder sich einfach weiter über dieses Thema informieren möchten, sehen Sie sich doch einmal auf meiner Homepage um www.derrückenspezi.de

In jedem Fall wünsche ich Ihnen viele gute Erfahrungen auf dem Weg zu einem schmerzfreien Rücken.

Ihr Jörg Wolf

9. Danksagung

Zu allererst danke ich Gott und Jesus meinem Herrn für alle Erkenntnisse zu dem Thema dieses Buches, durch dessen Hilfe ich selber trotz mehrerer Bandscheibenvorfälle deutliche Schmerzlinderung erfahren habe und oft sogar totale Schmerzfreiheit genießen darf. Ich bin überzeugt, dass diese Erkenntnis noch vielen Menschen helfen wird.

Mein Dank gilt auch den zahlreichen Ärzten und Therapeuten, durch die ich in vielen Gesprächen immer etwas dazu lernen durfte.

Vielen Dank auch an die Hersteller meines Schlafsystems, die trotz ausbleibender Umsätze meinen Ideen zur Gestaltung eines geeigneten Schlafsystems gefolgt sind und auch über die Jahre die zahlreichen Veränderungswünsche umgesetzt haben. Vielen Dank, es ist ein wirklich einzigartiges Schlafsystem entstanden.

Und nicht zuletzt danke ich meiner Frau, meiner Familie und meinen Freunden, die mein "Du musst Nachts richtig liegen..." und alle weiteren Erläuterungen zur Rückengesundheit über all die Jahre ertragen und mir dennoch Mut gemacht haben an dieser Sache festzuhalten und letztendlich auch dieses Buch zu schreiben. Vielen, vielen Dank dafür.